MÉMOIRE

SUR

LE CHOLÉRA-MORBUS,

SUIVI

DE L'INSTRUCTION POPULAIRE

RELATIVE A CETTE MALADIE;

Par M. A. Porral,

DOCTEUR EN MÉDECINE DE LA FACULTÉ DE PARIS, ANCIEN INTERNE
DES HÔPITAUX DE LA MÊME VILLE.

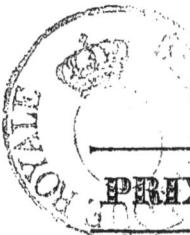

Valeant cives mei, valeant; sint incolumes !

PRIX : 1 FRANC.

SE VEND AU PROFIT DES PAUVRES DU PUY,

CHEZ TOUS LES LIBRAIRES.

IMPRIMERIE DE P. PASQUET, IMPRIM. DE LA PRÉFECTURE.

1832.

MÉMOIRE

SUR

LE CHOLÉRA-MORBUS,

SUIVI

DE L'INSTRUCTION POPULAIRE

RELATIVE A CETTE MALADIE;

Par M. A. Porral,

Docteur en Médecine de la Faculté de Paris, ancien interne des Hôpitaux de la même ville.

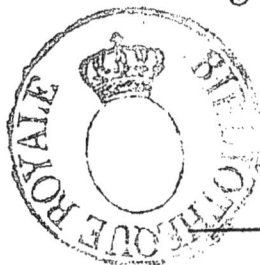

Valeant cives mei, valeant; sint incolumes !

PRIX : UN FRANC.

SE VEND AU PROFIT DES PAUVRES DU PUY,

CHEZ TOUS LES LIBRAIRES.

1832.

AVANT-PROPOS.

LE désir seul d'être utile à mes concitoyens m'a engagé de publier cet Opuscule. Aujourd'hui que la passion d'écrire est si commune, j'avoue que pour obtenir la confiance et l'estime du public, l'on peut facilement se passer de ce genre de mérite; aussi je mets ici tout amour-propre de côté, je laisse à d'autres le plaisir de prendre le nom d'auteur, et je me contente du modeste titre de compilateur.

Au milieu des circonstances actuelles, une seule chose m'a paru d'une importance majeure, j'ai cru qu'il était urgent de dérouler aux yeux du pays le triste tableau d'un mal qui peut nous atteindre d'un jour à l'autre, montrer l'inconvénient qu'il pouvait y avoir de se laisser abattre par la frayeur, combattre mille exagérations qui se répandent chaque jour; enfin, indiquer les moyens curatifs que l'on devrait employer si jamais nous devions subir les fâcheuses conséquences du *choléra-morbus*. Les nombreux documens publiés dans ces derniers temps sur cette maladie, et dont j'ai pris connaissance, me donnent le droit d'exposer succinctement tout ce qui m'a paru vrai, positif, soit dans les causes de la maladie, ses symptômes, sa marche, soit dans les indications hygiéniques et thérapeutiques qui peuvent servir à la combattre ou à la prévenir. Heureux si je peux obtenir la seule récompense que j'ambitionne, celle d'être utile à mon pays !

MÉMOIRE

SUR

LE CHOLÉRA-MORBUS.

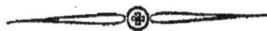

———⬦———

CHAPITRE PREMIER.

———

Notions préliminaires; Causes.

A toutes les époques, la maladie connue sous le nom de
choléra-morbus a fait des ravages dans diverses parties du
Monde; depuis long-temps il est endémique dans les Indes
orientales, et chaque année il décime encore les populations à Batavia, au Bengale, à Siam. Ainsi donc le choléra-
morbus, quoique rare et peu connu dans nos contrées,
avait été observé à différentes époques par les médecins
les plus recommandables : Hippocrate, Galien, Sydenham,
Bianchi, Beaumes, Sauvages, Cullen, en ont parlé dans
leurs écrits.

Depuis bientôt deux ans, ce cruel fléau semble parcourir
toute l'Europe, pays si privilégié, qu'il faut remonter à près
de deux siècles pour voir une épidémie aussi générale que
celle qui nous menace en ce moment. En effet, suivant
leur température, leur position géographique, le degré
de civilisation et de richesses de leurs habitans, les diffé-
rens pays présentent telles ou telles affections, et jusqu'à
nos jours rien ne nous faisait penser qu'une maladie, qui

de sa nature semble appartenir aux pays chauds, vint jeter l'épouvante au milieu de nos climats si doux et si tempérés. Aussi, tous les médecins qui récemment ont observé le choléra ne peuvent plus déterminer les causes générales et atmosphériques de cette nouvelle épidémie; et si jusqu'à ce jour on a regardé l'air, l'eau, la terre, la chaleur, les nourritures et les habitudes propres à chaque peuple, comme des conditions particulières à l'aide desquelles on pouvait expliquer les diverses maladies endémiques et épidémiques, maintenant le grand problème des influences générales et particulières se trouve encore à débattre; il faut de nouvelles observations et de nouvelles expériences.

Dans l'Inde on avait toujours regardé l'élévation de la température comme une des conditions indispensables du choléra-morbus; plus tard la nature du sol, les émanations marécageuses, furent les causes directes et nécessaires du *mordéchi* (expression dont se servent les Bengalis, comme synonyme de choléra-morbus); enfin, la manière de vivre des Indiens et des Orientaux devint dans l'opinion de quelques médecins la véritable source de l'épidémie; en effet, ces peuples se nourrissent de végétaux et de fruits qui n'ont pas toujours atteint leur maturité : le riz sec, les fleurs, les tiges et les racines de plusieurs espèces de *nymphæa* constituent leurs principaux alimens; l'eau est leur unique boisson. Je serais fort porté à croire que cette alimentation est la cause occasionnelle la plus déterminante de la maladie, et l'on a vu que les *injesta* jouaient un très-grand rôle dans l'épidémie de Pologne et dans celle qui existe en ce moment à Paris.

La commission de Pologne avait cherché quelle constitution médicale avait été liée à son développement, et à cet égard elle signala les quatre faits suivans : constitution atmosphérique froide et humide d'abord, puis chaude

et sèche; apparition çà et là de quelques épizooties;
prédominance de fièvres intermittentes et d'affections gas-
triques; enfin mortalité plus considérable en quelques
lieux. Mais dans ces quatre faits, pouvons-nous voir autre
chose qu'une simple coïncidence ? Je ne le pense pas; il
est en effet certain que le choléra s'est manifesté dans mille
lieux où la constitution médicale était différente et même
opposée.

Du reste, aujourd'hui comme à une époque plus reculée,
en Europe comme dans l'Inde, on conçoit facilement
qu'une trop grande quantité d'alimens et de boissons de
digestion difficile devient toujours une prédisposition fâ-
cheuse, quand il s'agit d'une affection qui attaque si vio-
lemment les organes digestifs; ainsi, les poissons de mer,
les viandes marinées, les fèves, les oignons, les melons,
les concombres, les pêches, les champignons; les vins
nouveaux, les Vins acides, la bière, les boissons froides
quand on est en sueur, l'insolation, une course immo-
dérée, des fatigues excessives, de fortes impressions mo-
rales, sont autant de causes déterminantes de cette maladie,
mais qui ne sont que secondaires et de nulle importance
pour les hautes questions d'hygiène générale.

Ainsi rien de précis et d'exact ne peut être avancé
d'après les documens connus jusqu'à ce jour, et laissant
en suspens cette question, je ne traiterai pas plus long-
temps cette partie d'étiologie générale. Cependant s'il est
vrai de dire que les lois ordinaires des épidémies ne sont
plus observées dans le choléra-morbus européen, il faut
nécessairement admettre que l'heureuse position de la
France, le haut degré de civilisation de nos habitans seront
autant de conditions favorables, pour que les ravages en
soient moins nombreux et moins funestes; et sans craindre
de trop avancer, on peut dire que notre département sera
encore privilégié. En effet, les variations atmosphériques

2

sont des plus grandes dans nos montagnes, peu ou point de nos villes ne contiennent une population trop considérable par rapport à leur étendue; nulle part n'existe des agglomérations d'individus pauvres et mal nourris, comme dans les villes commerciales et industrielles.

Nous pouvons donc penser raisonnablement que les chances sont en notre faveur, et que nous devons attendre sans crainte une épidémie qui n'aurait que peu d'élémens de durée. A l'appui de ce que je viens de dire, il ne sera pas hors de propos de traiter succinctement la question de la contagion et de la non contagion; car si la dernière hypothèse est la mieux fondée et presque la seule admise aujourd'hui parmi les médecins les plus instruits , nos espérances seront encore réalisées; et en citant quelques faits , nous ferons mieux sentir la vérité de notre assertion. Sydenham, dans le tableau qu'il nous a laissé de l'épidémie du choléra-morbus qui régna en Europe, ne nous laisse nullement soupçonner qu'il fût contagieux. Les médecins anglais à Calcutta, à Madras, ont tous parlé dans le même sens. M. Londe, président de la commission qui fut envoyée l'année dernière en Pologne, nous apprend que MM. Foy et Scipion Pinel se sont inoculés, à plusieurs reprises, le sang et le mucus intestinal des cadavres de cholériques, sans qu'il en soit résulté aucun accident pour le premier, le second n'ayant éprouvé que quelques vertiges. Ces derniers jours encore la déclaration unanime des médecins de l'Hôtel-Dieu de Paris, qui pensent que rien n'annonce encore la contagion de l'épidémie, devient une nouvelle preuve bien consolante pour nous. Du reste, je ne pourrais mieux faire, pour résumer tout ce qu'il y a de vrai et d'important dans la question si controversée de contagion et de non contagion, que de citer un passage du docteur Prunelle, dans son rapport à la Chambre des Députés : « Un fait, dit-il, de l'ordre le plus général, domine la

grande question du choléra-morbus; ce fait, l'administration ne peut l'ignorer, c'est que le choléra qui, dans
l'Inde, bornait ses ravages à quelques contrées peu éten-
dues et même à quelques individus isolés, n'est point
une maladie nouvelle; c'est que cette maladie qui, depuis
1817, s'est déclarée à-la-fois en plusieurs points très-
éloignés les uns des autres et séparés par des points inter-
médiaires qui souvent ont été respectés; c'est que les
personnes appelées à donner leurs soins aux malades, n'ont
pas été affectées plus fréquemment que les personnes
étrangères au service. »

CHAPITRE II.

Nature, symptômes, lésions cadavériques.

S'il a été difficile d'établir les causes générales et particulières de la maladie dont nous parlons, si les médecins ne nous ont laissé là-dessus que des faits contradic-
toires, nous verrons que la nature du choléra-morbus a
été le sujet de bien plus grandes divisions. Les uns partant de tel ou tel symptôme regardaient l'affection tantôt
comme nerveuse, tantôt comme bilieuse; les autres partant de telle ou telle lésion cadavérique, attribuaient au
choléra une nature inflammatoire ou nerveuse. De là, les
nombreuses définitions qui nous ont été données sur cette
maladie; mais celle qui paraît préférable est celle de Galien;
elle renferme en effet une idée complète de la maladie et
ne convient qu'à cette affection. Suivant ce médecin célèbre, le choléra est une affection aiguë, avec vomissemens bilieux, fréquens; déjections alvines répétées; contracture des membres et refroidissement des extrémités.

Chez ces malades, le pouls devient aussi plus faible et plus obscur.

Sauvages place cette maladie parmi les flux, Cullen parmi les affections nerveuses, Pinel en fait une affection bilieuse, Broussais, une phlegmasie gastrique.

Dans l'Inde, les médecins anglais ont considéré cette maladie comme spasmodique et nerveuse; à l'île Maurice, le docteur Michel l'a prise pour une affection typhoïde, et à Bourbon, M. Labrousse y a vu une espèce de fièvre ataxo-adynamique. M. Ranque, médecin d'Orléans, pense que le choléra a pour siége la partie du système nerveux qui préside aux fonctions digestives, et divise cette maladie en trois variétés; tantôt il est névralgique, tantôt névro-adynamique, tantôt névro-phlegmasique. M. Dupuytren, ainsi qu'une grande partie des médecins envoyés en Pologne, donnent pour siége à cette terrible affection les follicules muqueux du tube digestif, ainsi que les vaisseaux exhalans; cependant, quoique la plus probable, cette dernière opinion a trouvé encore des contradicteurs. M. Dalmas et plusieurs médecins prussiens, anglais et allemands, dans les ouvertures de cholériques, n'ont jamais trouvé aucune lésion dans ces parties.

En voilà assez, je pense, sur cette question; attendons de nouveaux faits pour démêler ce qu'il y a de vrai au milieu de tant d'opinions; je passe donc à la description détaillée de la maladie, à ses symptômes avant-coureurs et à ses caractères bien tranchés.

Dans bien des cas, il existe des symptômes précurseurs du choléra-morbus : ainsi l'abattement, la faiblesse, l'insomnie, une grande irritabilité morale se montrent d'abord. Le pouls devient faible, la peau se couvre d'une sueur froide, les saveurs sont froides, les gargouillemens se font entendre dans le ventre. Le symptôme précurseur le plus constant consiste dans des selles fréquentes, sans ténesme

ni douleurs. Les matières évacuées sont liquides, d'un blanc
jaunâtre. Les malades éprouvent un sentiment de chaleur
dans la région précordiale. Bientôt tous ces symptômes
augmentent rapidement, les liquides, au lieu d'être ex-
pulsés par la bouche et l'anus, semblent plutôt s'échapper
d'une manière brusque et spontanée. L'oppression devient
continue, la soif est inextinguible, le volume de la langue
paraît augmenté : elle est flasque, flétrie, décolorée et
froide au touché; un froid de marbre se répand sur toute
la surface du corps. La peau prend un aspect livide, ta-
cheté et marbré. Les troncs veineux, superficiels, sont entièrement vides de sang. Les yeux s'enfoncent brusquement
dans leurs orbites; un cercle foncé, un sillon profond
bleuâtre les entourent, le nez s'effile, les joues se creusent,
les pommettes deviennent saillantes, les dents ne sont plus
couvertes par les lèvres, le volume du visage, aussi bien
que celui de tout le corps, diminue; les forces se perdent
brusquement, les organes des sens s'affaiblissent et deviennent de plus en plus incapables de remplir leurs fonctions.

L'accident le plus pénible, dès le commencement de la
maladie ou dans une période avancée, est l'apparition de
fortes contractions spasmodiques, jointes à des douleurs
insupportables. La voix devient voilée et à peine distincte.
La respiration est pénible. L'air expiré baisse de température d'une manière remarquable. Le pouls s'abaisse subi-
tement, et devient si faible et si filiforme, qu'on le sent
à peine; on finit par ne plus en trouver aucune trace.

Le sang tiré des veines coule avec peine et présente une
couleur d'un noir de poix; il se coagule promptement et
forme une masse homogène. La sécrétion des urines est
ordinairement supprimée.

Les malades peuvent succomber à la quatrième, huitième,
douzième heure, ou seulement au bout de quelques jours.
Tantôt après la cessation des vomissemens et des convul-

sions, il survient un état comateux et des sueurs coliqua-
tives qui amènent la mort, tantôt elle arrive au milieu de
fortes contractions toniques de tous les muscles. Quand la
mort n'arrive pas dans les circonstances indiquées, on peut
espérer une terminaison favorable, pourvu qu'un amende-
ment se manifeste dans les principaux symptômes.

Mon ancien collègue dans les hôpitaux de Paris,
M. Dalmas, au nom de la commission envoyée en Pologne,
me paraît avoir donné encore une meilleure description
physiologique et anatomique de la maladie telle qu'elle a
regné à Varsovie ou dans ses environs.

L'invasion est tantôt brusque , tantôt précédée de
troubles dans l'appareil digestif et surtout de diarrhées;
on a remarqué que généralement les blessés, surtout ceux
dont les plaies étaient en pleine suppuration, ne furent
pas atteints du fléau. Premier degré : Choléra très-léger
consistant en un faible trouble des fonctions digestives,
malaise , perte des forces , étourdissemens , coliques,
diarrhée, vomissemens, hoquet, évacuations glaireuses,
dyssentériques, crampes passagères , sueurs, insomnie,
guérison en quelques jours, sous la seule influence de la
diète et du repos. Second degré : Celui-ci offre deux
périodes, l'une de spasme d'abord, puis de collapsus ,
pendant laquelle le mal va en augmentant; l'autre de réaction, pendant laquelle il diminue. Les symptômes de la
période de spasme ont généralement une invasion subite;
ils consistent en vomissemens, douleurs à l'épigastre,
déjections alvines souvent répétées, tiraillemens spasmodiques des muscles, crampes douloureuses des membres
inférieurs ; la matière des évacuations est bientôt un
liquide séreux légèrement jaune, mêlé de flocons albumineux. Les vomissemens laissent après eux un sentiment
particulier de vacuité. Bientôt les douleurs abdominales
augmentent, le malade se plaint d'une soif intense, est

en proie à une extrême agitation; la face est hippocra-
tique, le pouls très-faible et fréquent. Peu après, le malade ne peut plus se soutenir; son pouls est imperceptible;
il est glacé, livide, sans voix; ses déjections sont involon-
taires, et un grand affaissement a remplacé l'agitation qui
existait naguère. En même temps que le corps à l'intérieur
est glacé, le malade accuse une grande chaleur à l'intérieur,
une oppression intolérable par instans; il se livre à des mouvemens automatiques, et cependant la langue est presque naturelle et l'intelligence est entière. Si le malade doit guérir,
alors survient la période de réaction qui dissipe graduelle-
ment tous les symptômes, une fièvre vive survient, la
figure se colore, une sueur s'établit, les matières re-
prennent le caractère de la santé, l'urine qui était supprimée reprend son cours, le sommeil se rétablit, et bientôt
le malade entre en convalescence. Chaque période a duré
deux jours. Sans doute, cette seconde forme de la maladie
a offert des variétés; tour-à-tour on y a vu dominer les
phénomènes de lividité et d'asphyxie, ou ceux des crampes et des douleurs. Souvent, pendant la durée, on a vu
survenir des congestions du cerveau, de l'estomac éclater
des fièvres de natures diverses; souvent enfin elle a été
suivie de gastro-entérite ou de typhus. Le troisième degré
est celui qui est le plus promptement et le plus certaine-
ment mortel. Les symptômes sont les mêmes, mais ils
sont plus intenses, se montrent plus rapidement et
amènent la mort en 12, 10, 6, 4, 2 heures. Dans cette
cruelle maladie, la matière des vomissemens et des selles
paraît remplir les organes digestifs, au point que le ventre
semble empâté, fluctuant; si une veine est ouverte, le sang ne
coule pas ou ne coule que goutte à goutte; ce liquide a une
couleur plus foncée, paraît être moins liquide et plus froid.

Lésion des tissus :

1º Une matière liquide, transparente, d'un gris-blanc,

remplit les intestins et la cavité des autres membranes muqueuses. Ce liquide est mêlé de flocons albumineux, et laisse déposer une couche plus épaisse à la surface de l'estomac et des intestins; sa quantité est d'à peu près trois livres. Si la mort est plus tardive, cette quantité est moindre et le liquide mêlé d'un peu de bile. Un semblable liquide remplit d'autres muqueuses : la vessie, les reins, les bronches, les fosses nasales. M. Dalmas a trouvé quelquefois, à la surface de la poitrine, une viscosité poisseuse. 2° Il y a une injection générale du système veineux, à partir des cavités droites du cœur; toutes les veines sont gorgées de sang, savoir : tous les gros troncs du thorax, les veines du foie, celles des intestins, qui dessinent au dehors et au dedans de ces canaux des arborisations de couleur brune, les sinus de la dure-mère, la pie-mère, le cerveau..... Souvent existent des taches sanguines dans les organes, dans les points où l'ingestion est la plus forte; tous les parenchymes ont par suite une couleur plus foncée. 3° La vessie est très-resserrée et vide.

Rien d'extraordinaire ne s'est montré dans aucun autre organe du corps, axo-céphalo-rachidien, mésentère et ses glandes, poumons, les divers vaisseaux, l'appareil biliaire. Dans quelques cadavres, ceux des personnes chez lesquelles la mort avait été prompte, des contractions ont apparu dans les muscles des extrémités et du thorax, d'où résultaient des mouvemens fort remarquables. Une fois, par exemple, M. Dalmas a vu un cadavre dont on avait écarté les membres supérieurs, les rapprocher et en même temps les avant-bras exécuter des mouvemens de pronation et de supination.

Cette description anatomique, qui m'a paru la plus exacte, renferme cependant quelques différences avec celles de plusieurs médecins qui ont observé le choléra. Ainsi, M. Londe prétend que dans toutes les ouvertures de cadavre on trouvait les vaisseaux du cerveau gorgés d'un sang noir et visqueux; même état de l'appareil veineux et quelquefois de quelques troncs artériels; la poitrine n'avait pas son luisant ordinaire; le canal digestif faisait éprouver une sensation d'empâtement; sa surface interne était recouverte en plusieurs points de matière blanchâtre, opaque, visqueuse, adhérente, et souvent sa cavité était remplie d'un liquide trouble, mêlé de quelques grumeaux de matière visqueuse.

Pinel, dans sa Médecine clinique, nous donne le résultat de quelques autopsies, et nous voyons dans cette maladie quelques altérations qui n'ont pas été observées dans ces derniers temps; ainsi, la dilatation de la vésicule du fiel et du canal cholédoque, l'expansion de la bile dans l'intestin grêle, la gangrène du pylore et du duodenum, et l'inflammation constante de l'estomac et du foie.

Il nous serait encore facile de donner de nouvelles opinions sur ce point, mais nous ne ferions que multiplier les variétés nombreuses de cette partie de la science. Qu'il nous suffise de remarquer que, sur ce point comme sur d'autres, il existe encore une grande incertitude. L'anatomie pathologique ne nous indique point la nature de la maladie, et bien souvent même la promptitude de la mort ne laisse presque nulle trace dans nos organes. D'ailleurs, il est de fait que les lésions, lorsqu'elles existent, ne sont jamais en rapport avec l'intensité du mal.

Faut-il chercher autre part la cause et la nature de la maladie, ou bien nos moyens d'investigation sont-ils encore insuffisans pour découvrir ce que renferme un cadavre? Le temps seul et l'observation la plus scrupuleuse nous répondront peut-être un jour.

Avant de terminer ce chapitre, nos lecteurs ne seront pas fâchés de lire quelques observations détaillées des premiers malades qui ont été atteints du choléra-morbus à Paris.

Le 28 mars au matin, il est entré à l'Hôtel-Dieu le nommé Montpellier, âgé de 37 ans, cordonnier, demeurant rue des Marmousets, n° 38, dans la Cité. La veille, vers les sept heures du soir, cet homme étant très-bien portant, avait mangé une soupe de haricots, préparée avec de la graisse; à neuf heures, il fut pris des premiers symptômes; douleurs, tranchées abdominales, évacuations alvines abondantes et répétées; dans la nuit, vomissemens de matières liquides comme de l'eau et blanchâtres. Ce matin, à onze heures, les traits sont décomposés, les yeux caves, les pupilles dans l'état normal, le nez froid, les joues, le menton froid, la langue humide, peu rouge et froide; la face injectée, violette, les joues creuses; on lui donnerait soixante ans.

Point de céphalalgie, quelques vertiges quand il a marché, crampes, contractions fréquentes, douloureuses dans les mains et les jambes, plaintes continues; abdomen douloureux à la pression, peu rétracté, douleur fixe dans le côté droit, vers la région du foie; corps généralement injecté d'une manière très-prononcée; la peau des mains et des pieds est ridée; les plis que l'on forme soit sur le dos de la main, s'effacent lentement; du reste, extrémités froides, soif extrêmement vive. Le malade a vomi un liquide coloré en rouge par un peu de vin qu'il avait pris avec de l'eau et était formé en grande partie par de la tisane d'orge commune qu'il avait bue froide et en quantité; cependant à travers cette rougeur du liquide, on apercevait des flocons peu nombreux, albumineux, blanchâtres. Il y a rétraction dans les cordons testiculaires.

Hier soir seulement, il a uriné une fois et en fort petite quantité; depuis lors pas d'urine.

Pouls entièrement insensible aux avant-bras; les pulsations du cœur sont profondes et faibles; respiration à peu près normale.

La prescription a été : bain de vapeur, huit pots d'infusion de camomille chaude, et après le bain, douze sinapismes.

Le front est devenu chaud, la langue moins froide, un peu de céphalalgie, l'haleine froide le matin est devenue chaude le soir; la face est moins livide, autant de soif; les ongles ne sont plus noirs, les bras sont blancs, les mains moins livides, les plis faits à la peau avec les doigts s'effacent plus promptement; les cuisses sont chaudes, peu injectées, les jambes et les pieds froids, le pouls se sent; second bain de vapeur, potions et lavemens opiacés. Le soir, somnolence, paupières entr'ouvertes; deux onces de café en infusion dans un demi-litre d'eau; il en a pris les deux tiers environ; le front est chaud, les pupilles contractées, la face moins livide, la respiration lente, pas de pouls, froid général; chaufferette dans le lit, frictions ammoniacales sur tout le corps. Mort dans la nuit du 29.

Le nommé Caniel, cordonnier, âgé de 39 ans, demeurant rue du Marché-aux-Fleurs, n° 5, cinquième étage, fit un excès le dimanche 25 mars. Le 28 au matin, premiers vomissemens; crampes violentes et fréquentes qui lui arrachent des cris; pas de céphalalgie; front tiède, vertiges, face froide, teint plombé, non injecté, pupilles normales; pas d'injection des conjonctives, langue glacée; on croirait toucher un morceau de glace; pieds très-froids, d'un blanc mat; pas de soif; il se plaint d'étouffer; vomissemens d'eau trouble un peu bleuâtre; le tronc n'a pas d'ecchymoses, il est chaud; les cuisses seules sont un peu violacées; eructations frequentes, ongles bleuatres, pouls insensible, cœur sans impulsion, sourd, peu distinct; douleur épigastrique, ventre souple; déjections analogues aux vomissemens.—Des frictions d'eau-de-vie camphrée pratiquées ont paru le soulager des crampes; frictions avec pommade composée de moitié axonge, moitié

ammoniaque sur tout le ventre et la partie antérieure
des cuisses, des jambes et des bras; eau de camomille,
huit pots; ni lavemens, ni potion; briques ou boules
chaudes aux pieds.

Crampes continues, extrêmement douloureuses, mort
dans la nuit.

Je vais maintenant donner l'autopsie des deux premiers
cholériques admis à l'Hôtel-Dieu. L'un a vécu vingt-quatre
et l'autre six heures.

Le cerveau n'offrait rien de remarquable, ni la moëlle,
cependant l'arachnoïde qui enveloppe ces organes contenait une quantité notable de sérosité, tandis que toutes
les autres séreuses n'en contenaient pas un atome.

Les ganglions cervicaux du grand sympatloïque, ainsi
que les ganglions solaires et semi-lunaires, ont été recon-
nus sains.

Le nerf pneumo-gastrique ne présentait rien. Dans la
poitrine, les poumons sains, non injectés, surnageant,
occupent tout l'espace qu'ils remplissent ordinairement.

Le cœur, un peu gros, était surtout remarquable par
un sang noir, caillebotté, contenu dans le ventricule
gauche ainsi que dans toute l'aorte

Les grosses veines remplies d'un sang noir, visqueux,
non caillebotté.

L'estomac contenait des gaz et un liquide grisâtre; l'ouverture pylorique était singulièrement rétrécie, contractée.

Les intestins, incisés dans toute leur étendue, contenaient une matière visqueuse, grisâtre, les valvules con-
niventes, fortes, étaient d'autant plus développées qu'elles
étaient voisines du duodénum; les glandes de Peyer blanchâtres, un peu élevées et nullement ulcérées, étaient
aussi d'autant plus nombreuses et allongées qu'elles s'éloi-
gnent plus du cœcum.

C'était le contraire pour les follicules séparés de Brunner.

Foie, reins, fortement injectés de sang et d'une consis-
tance plus ferme, moins friable que de coutume. La vessie
était tellement revenue sur elle-même, qu'elle pouvait
admettre le bout d'un doigt. Elle ne contenait pas d'urine;
était très-épaissie.

Les tissus des organes, le cœur, les vaisseaux n'offraient
pas d'altérations notables; la contracture était extrême.

Paupières bleuâtres, largement ouvertes; cornée transparente, sèche et trouble; ecchymoses bleuâtres, en zones
transversales dans toute la partie du globe que ne recou-
vrent pas les paupières.

CHAPITRE III.

Des diverses Méthodes de traitement.

Dans tout ce qui précède, nous n'avons encore rien dit
de ce qui doit le plus vivement intéresser le public; l'étiologie, la nature, la description symptomatique du choléra
ne touchent que fort peu l'esprit de ceux qui n'ont d'autre
désir que d'avoir un préservatif ou du moins un moyen
sûr d'arrêter une maladie si promptement mortelle. Mais
hélas! nous devons avouer ici que cette partie de l'histoire
du choléra est la moins connue, la moins certaine, celle
sur laquelle les meilleurs praticiens diffèrent. En effet,
d'après l'énumération des nombreux moyens employés
contre ce fléau, nous verrons combien peu l'on est
d'accord sur ce point, combien peu la nature de cette
affection est connue; enfin, dans quel vague et dans quelle
incertitude un médecin se trouve lorsqu'il s'agit de déterminer au juste les moyens curatifs et préservatifs. Aussi
d'après l'exemple des meilleurs observateurs, je crois que

c'est ici le cas de faire la médecine des symptômes, c'est-
à-dire, d'employer tour-à-tour tels ou tels médicamens
suivant la prédominance de tels ou tels symptômes, ayant
égard toujours au tempérament, à l'âge, au sexe du malade. M. Ranque, médecin de l'hôtel-Dieu d'Orléans, attri-
bue les insuccès de la thérapeutique du choléra-morbus,
à ce qu'on n'a pas eu égard aux trois espèces différentes
qu'il établit dans cette maladie, et dont nous avons déjà
parlé. Sans admettre la nouvelle division du médecin
d'Orléans et sans croire trop fortement à l'efficacité de sa
polypharmacie, l'observation me paraît juste, et là-dessus
les médecins qui ont observé le choléra-morbus en Pologne, s'accordent très-bien pour nous dire que dans les
hôpitaux ou la thérapeutique était toujours la même, la
mortalité était plus effrayante. Mais la difficulté sera toujours grande lorsqu'il s'agira, au lit des malades, de savoir si le choléra est névralgique, nevro-adynamique,
nevro-phlegmasique, spasmodique, suffocant...... Car si
l'on lit attentivement plusieurs observations détaillées de
choléra, on trouvera qu'à diverses époques de la maladie,
presque toujours si la mort n'arrive pas promptement, on
peut appliquer toutes ces divisions à un même malade.
Ainsi donc, sans nous étendre plus long-temps sur l'inu-
tilité de ces divisions plus ou moins arbitraires, nous
dirons qu'une seule et même méthode de traitement est
absurde; qu'il faut varier les moyens thérapeutiques, selon
les diverses périodes de la maladie. Tous les médecins qui
ont précédé notre époque prescrivent, au début, des
boissons délayantes, légèrement mucilagineuses, à une
température moyenne, plutôt froide que chaude et en
petite quantité. Dans l'Inde, dès le début de la maladie,
on tâchait d'appaiser les vomissemens par des liqueurs
alcooliques, l'ammoniac, le calomel, divers purgatifs et
même des vomitifs. MM. Deville et Saint-Yves ont fait

cesser, comme par enchantement, les symptômes les plus formidables, au moyen de l'ether et de l'opium. Les médecins de Manille, dans l'île de Luçon, associaient le camphre à l'opium. La mixture suivante était prise en une seule dose, qu'on réitérait toutes les six heures, jusqu'à ce qu'on aperçut de la diminution dans les symptômes.

Camphre, quatre grains.

Laudanum, quatre-vingts gouttes.

Esprit de vin rectifié, une once.

Mêlez le tout avec une égale quantité d'eau bouillante.

Selon M. Keraudren, l'éther devrait remplacer le camphre qui lui paraît superflu, si non dangereux. Après cela, le même praticien conseille l'usage des bains d'enveloppe, en faisant dissoudre dans l'eau chauffée à la température de 3o à 32°, une assez forte proportion de deutochlorure de sodium (sel marin) pour stimuler davantage l'organe cutané.

Les pediluves sinapisés, les sinapismes, les vésicaux et le cautère actuel sont, au surplus, les révulsifs auxquels on doit avoir recours. La pratique si familière aux Indiens du temps de Thevenot et de Dellon, de cautériser la plante des pieds avec un fer rouge, procédé dont ce dernier avait tellement reconnu l'efficacité, que dans son voyage aux Indes, il assure avoir été lui-même atteint de cette terrible maladie, et en avoir été guéri par ce mode de cautérisation. Les docteurs Huet, Lefèvre, Labrousse, médecins des vaisseaux naviguant dans les mers de la Chine, en 1817, employèrent ces méthodes de traitement avec le plus grand succès pour combattre le choléra qui avait atteint les équipages.

Dans un journal publié à Leipsick sous la direction du docteur Justus Radius, professeur de médecine, nous avons eu à peu près toutes les diverses méthodes de traitement employées par les médecins allemands, prussiens, polo-

nais; mais dans cette longue nomenclature, il est pénible
de voir que les moyens les plus opposés sont tour à tour
préconisés comme les meilleurs ; ainsi le docteur Grohmann,
membre du comité de salubrité de Vienne, partant de ces
faits tout-à-fait hypothétiques, que le choléra dépend d'une
prédominance du système veineux, que cette maladie
consiste dans un excès de carbonisation du sang, produite
par un défaut d'équilibre entre la transpiration cutanée
et la respiration, exclut absolument le caractère inflammatoire et propose le traitement suivant : les acides minéraux, pour remédier à la carbonisation du sang, et
l'ipécacuanha pour faire cesser le trouble du système nerveux. L'opium lui paraît un correctif utile à ajouter aux
acides minéraux et à l'ipécacuanha. Parmi les remèdes
internes, il conseille, comme principalement utiles, la
menthe, la mélisse, l'huile de cajeput, soit administrées
par tasses, soit données en lavement. Comme traitement
préservatif, le même médecin conseille de prendre le
matin une infusion théiforme de menthe chaude et acidulée avec l'acide sulfurique, ou l'élixir de Haller; dans
l'après-midi ou la soirée, une limonade faite avec le même
acide et le sucre; enfin, de temps en temps de prendre
un bain, dans lequel on mettra une certaine quantité
d'acide sulfurique, ou tout au moins de faire des lotions
avec de l'eau acidulée.

Maintenant le docteur Eziegler adoptant l'opinion qu'il
faut fournir à l'organisme l'oxigène qui lui manque,
établit les indications suivantes : 1º diminuer la masse du
sang, afin de favoriser la circulation et de rétablir l'action
du poumon et de l'hématose; 2º Activer les frictions de la
peau; 3º fournir, par tous les moyens possibles, l'oxigène
qui manque à l'économie. Ainsi, il conseille la saignée
locale et générale, comme étant le principal moyen cu-
ratif, et cite un grand nombre de faits à l'appui de son

assertion. Les autres indications sont remplies par l'emploi des acides minéraux, de l'ipécacuanha et du bi-carbonate de soude pour les vomissemens, et de la racine de colombo pour la diarrhée. Ainsi donc dans un même pays, à une même époque, pour une même épidémie, deux méthodes opposées sembleraient donner des résultats identiques.

Dans cette même feuille périodique on cite le traitement d'un médecin militaire, du docteur Krajewsky, comme ayant été fort efficace contre le choléra, dans la Posnanie, et qui consiste dans le mélange suivant :

Prenez : Oxide blanc de zinc,
          Castoréum,   trois grains.
          Extrait aqueux d'opium,
          Extrait de noix vomique,
          Poudre d'ipécacuanha,   un demi-grain.
          Arrow root, douze grains.

Mêlez exactement et faites une poudre qui sera divisée en six parties. Mode d'administration : lorsqu'un adulte est pris de diarrhée avec ballonnement du ventre, douleur à l'épigastre, malaise général et vomissement; il faut délayer une prise de poudre dans une tasse d'eau ou d'infusion de menthe, et la lui faire avaler. Le malade doit alors se tenir au lit et attendre la sueur, qui a coutume de suivre cette médication et d'amener une grande diminution de la maladie. Excepté une sévère abstinence, aucune précaution n'est nécessaire pendant l'emploi de cette poudre.

Nous n'avons pas besoin de faire remarquer ici tout ce qu'il y a d'empirique dans ces diverses prescriptions; malheureusement en France, nous n'avons pas été plus heureux; il a fallu subir les conséquences de notre ignorance sur la nature et les causes de la maladie, et si quelques médecins de la capitale, toujours sous l'influence d'un esprit de système, ont voulu suivre une méthode qui, dans

leur opinion, paraissait toute rationnelle. L'observation est
venue leur prouver combien ils se trompaient; aussi faut-
il se contenter de compter les succès et les insuccès de
chaque praticien, en attendant que quelque spécifique
vienne nous sortir de ce dédale.

Depuis l'invasion de la maladie à Paris, les médecins les
plus distingués ont déjà arrêté leur méthode de traitement,
et nous allons donner ceux qui nous semblent avoir pro-
duit quelques résultats heureux.

Traitement de M. MAGENDIE.

Période d'invasion :

1° Frictions avec
Alcool camphré, douze onces.
Ammoniaque, quatre onces.

2° Pour boisson : Camomille, quatre litres.
Acétate d'ammoniaque.
Teinture d'écorce de citron, deux onces
Sucre, une livre.

à boire continuel-lement.

Punch.

3° Thé de tilleul, quatre litres.
Suc de quatre citrons.
Alcool, une livre.
Sucre, une livre.
Un petit verre toutes les demi-heures.

Vin.

Prenez Vin chaud, deux litres.
Teinture alcoolique de canelle, deux onces.
Sucre, douze onces.

Période de réaction :

Tisane et lavemens émolliens; applications froides sur
la tête et saignées conditionnelles.

Traitement de M. Récamier.

A l'entrée du malade :

1º Affusion pendant une minute avec de l'eau à 16º ou froide même ; 2º après l'affusion, essuyer le malade et le mettre dans un lit chaud ; 3º par cuillerée et de quart en quart d'heure d'abord ; puis, de demi-heure en demi-heure, la potion suivante :

Prenez : Eau de menthe, 6 onces.

Mucilage de gomme adragant, un gros.

Laudanum de Sydenham, un gros et demi.

Éther, un gros.

Esprit de mindérérus, quatre gros.

4º Frictionner, d'heure en heure et sans découvrir le malade, avec un liniment composé de :

Liniment volatil camphré, quatre onces.

Laudanum, une once.

5º Sinapismes froids sur l'estomac et aux jambes ; 6º Saignées au début et dans la période de réaction.

Traitement de M. Husson.

1º A l'entrée du malade, affusion pendant une minute avec de l'eau à 16º ; 2º après l'affusion, essuyer le malade et le mettre dans un lit préalablement chauffé ; 3º infusion de menthe, pour boisson ; 4º de quart d'heure en quart d'heure, une cuillerée de la potion suivante :

Prenez : Eau de menthe, six onces.

Mucilage de gomme adragant, une once.

Laudanum de Sydenham, un gros et demi.

Éther, un gros.

5º Frictionner d'heure en heure le malade, ayant la précaution de ne pas le découvrir, avec le liniment suivant :

Prenez : Liniment volatil camphré, quatre onces.

Laudanum de Sydenham, une once.

Chez une femme : frictions sur les genoux, les cuisses et la vessie; ventouses sèches sur les côtés du thorax; entretien d'une douce chaleur; boisson de menthe et de mélisse nitrée.

Traitement de M. GENDRIN, *jusqu'au 30 mars.*

1° Frictions, toutes les demi-heures, avec :

Baume de Fioraventi, | parties égales.
Alcool vulnéraire, |

2° Infusion de tilleul chaude, avec une cuillerée à bouche de : Eau de canelle orgée, quatre onces.

Acétate d'ammoniaque, une once.

Extrait d'opium, douze grains.

Sirop de sucre, deux onces.

3° Sachets de sable chauds sur le tronc, les membres et et la région du cœur; pas de bains.

Depuis le 30, M. Gendrin a modifié le traitement de la manière suivante :

1° De demi-heure en demi-heure, dans un demi-verre d'eau froide, une cuillérée à bouche de cette potion :

Eau de canelle orgée, deux onces.

Sirop de coings, deux onces.

Sulfate d'alumine, une demi-once.

Extrait thébaïque, trois grains.

2° Eau froide pour toute boisson;

3° Application sur le ventre d'une vessie remplie de glace;

4° Sinapismes aux membres inférieurs, et plus tard sur le ventre, cataplasmes avec plusieurs têtes de camomille bouillies dans le vinaigre; bouillon froid, deux tasses dans la journée.

Traitement de M. Petit.

1º Potion : Eau de canelle orgée, quatre onces.
Acetate d'ammoniaque deux gros.
Opium, douze grains.
2º Si le malade est mieux :
Eau de canelle orgée, trois onces.
Sirop de sucre, une once.
Extrait aqueux thébaïque, six grains.
Acétate d'ammoniaque, un gros.

3º Frictions ammoniacales; 4º Depuis le 30, toutes les heures un demi-verre de punch chaud; 5º Tisane chaude à boire à volonté; 6º Frictions avec la farine de moutarde humectée d'ammoniaque; 7º Ne donner un second lavement qu'après la visite du soir; Enfin passer un fer chaud le long de la colonne vertébrale, recouverte de morceaux de flanelle imbibée d'un liniment composé de :
Ammoniaque liquide, un gros.
Essence de thérébentine, une once.

Traitement de l'hôpital de la Pitié.

MM. Andral, Bouillaud, Clément, Louis, Parent du Châtelet et Serres, médecins de cet hôpital, ont résolu d'adopter le traitement suivant, qui sera le même pour tous les malades :

1º Pour boisson : Limonade fraiche ou infusion chaude de thé, au choix du malade.

2º On donnera toutes les demi-heures une cuillerée à bouche de la potion suivante :
Eau distillée de menthe, | une once et demie.
idem de tilleul, |
Sirop de fleurs d'oranger, une once.
Laudanum de Sydenham, un gros.

3º On administrera de temps-en-temps des quarts de lavement avec 24 gouttes de laudanum.

On emploiera un appareil alcoolique pour entretenir la
chaleur du lit.

Il ne sera pas inutile d'ajouter, que dans ce dernier hôpital, les résultats de ce traitement en commun ayant été
peu satisfaisans, ces messieurs se sont décidés à agir sépa-
rément et à modifier le traitement à leur convenance.

La Gazette des hôpitaux nous a donné quelques résultats
heureux des divers traitemens que nous venons d'énumérer,
mais ils sont si peu en proportion avec la mortalité, qu'il
faut encore suspendre les conséquences que l'on pourrait
en tirer.

Dans le service de Mr Gendrin, un jeune homme, atteint
d'un choléra intense, est sorti guéri. Un autre agé de 24
ans, saigné au début, va sortir; une jeune fille est en bon
état; deux des malades sur lesquels Mr Petit a fait appliquer
le fer à repasser sur la colonne vertébrale, sont dans un
état satisfaisant. Par le moyen du sulfate de soude à la dose
de deux ou trois onces, en quatre prises, Mr Récamier,
est parvenu à arrêter presque tous les vomissemens, mais
les déjections ont été extrêmement abondantes.

Je terminerai cette trop longue nomenclature de remèdes
par les formules qui ont été indiquées dans ces derniers
temps par M. Dupuytren, soit pour les moyens préservatifs, soit pour les moyens curatifs.

Voici les conseils de ce praticien célèbre :

1º Éviter, autant que possible, le froid et l'humidité,
et par conséquent les lieux bas, humides et froids, comme
églises, temples.

2º Éviter encore les lieux d'une chaleur étouffante,
comme les bals, raouts, spectacles et autres réunions
nombreuses.

3° Éviter surtout les transitions brusques d'un lieu chaud à un lieu froid et humide.

4° Se tenir le corps couvert de flanelle sur la peau, immédiatement de la tête aux pieds., et porter constamment dans les souliers des semelles en crin.

5° Faire pratiquer pendant une demi-heure, soir et matin, des frictions sur tout le corps, soit avec une brosse à peau, soit avec la main, armée d'un gant de flanelle.

6° Se nourrir d'alimens salubres, de viandes blanches ou noires, bouillies, rôties ou grillées, mais éviter les viandes fumées, boucanées, salées, épicées ou poivrées, les crudités, les acides, la salade, et dans leur saison les melons, les concombres.

7° Éviter enfin tous les excès en vins, en spiritueux.

8° Ces précautions doivent surtout être observées par les personnes affectées de coliques et de dévoiement ; car cet état du ventre constitue une des prédispositions les plus certaines au choléra.

Le même médecin prescrit les moyens curatifs suivans :

A l'arrivée , 1° mettre les malades sur un lit de sangles.

2° Leur appliquer immédiatement cinq ou six ventouses scarifiées sur l'épigastre, et par chacune d'elles extraire deux ou trois onces de sang, plus ou moins, suivant l'âge, la force du malade et l'état du pouls.

3° Au même moment faire pratiquer des frictions avec de la flanelle ou bien avec de la laine par quatre personnes, une à chaque membre.

4° Lui administrer une grande tasse de décoction de têtes de pavots, faite par décoction d'une tête vidée de la graine et concassée dans une livre d'eau.

5° Immédiatement après la friction, donner, sous des couvertures tenues soulevées à l'aide de cerceaux, une fumigation à l'eau simple pendant une demi-heure.

6° Après cette fumigation, sécher et frotter toute la surface du corps à l'aide de flanelle; changer la chemise et les draps, chauffer et bassiner exactement le lit dans lequel le malade devra être couché et l'y déposer avec soin.

Cette première partie du traitement étant faite,

1° Donner toutes les deux heures une tasse de décoction de têtes de pavot, préparée comme il est indiqué ci-dessus.

2° Administrer toutes les heures une cuillerée à bouche ordinaire de la potion suivante :

> Eau de menthe très-légère, 8 onces.
> Sous-acétate de plomb, 5o gouttes.
> Sirop de sucre, 1 once.

3° Faire prendre, toutes les trois heures, un demi-lavement avec les décoctions réunies de guimauve et de têtes de pavots.

4° Faire, le plus souvent qu'on pourra, des frictions sur tout le corps et particulièrement sur la région du cœur et sur les membres avec de la flanelle et de la laine.

CONCLUSION.

LES détails que l'on vient de lire sur l'épouvantable fléau qui désole en ce moment la capitale sont loin d'être complets; de nouvelles recherches, un temps beaucoup plus long seraient nécessaires pour donner tout ce qu'il y a de connu dans la science à ce sujet. Aussi, je réclame l'indulgence de mes lecteurs, persuadé cependant qu'ils trouveront dans ce Mémoire ce qu'il y a de plus important à connaître. Ils y verront, en effet, les principales causes générales et particulières du choléra, sa marche, ses symptômes plus ou moins intenses; enfin, une grande partie des nombreuses méthodes connues jusqu'à ce jour pour combattre cette maladie. Les personnes étrangères à la médecine, qui jetteront les yeux sur cet écrit, devront se persuader qu'il m'a été impossible d'entrer dans tous les détails des faits particuliers qui présentent très-souvent peu de gravité; car il importe beaucoup de savoir que ces symptômes si tranchés et si terribles n'existent que chez le plus petit nombre de malades, et encore dans ces cas la mort n'arrive-t-elle pas toujours. Prendre tout ce qui a été dit au pied de la lettre, croire que tous les cholériques ont les plus grandes chances de mort, ce serait tomber dans une grande erreur. L'expérience nous apprend qu'une épidémie diminue d'intensité à mesure qu'elle se répand ; que les grandes villes, les populations pauvres et agglomérées sont presque toujours seules atteintes. Ainsi donc, loin de nous laisser abattre, persuadons-nous bien que notre ville et notre département ont les plus grandes chances d'éviter l'invasion du choléra-morbus. Que les classes instruites donnent l'exemple du courage; qu'elles ne laissent point pénétrer dans le peuple ces idées de terreur et d'épouvante qui seules font plus de mal que le fléau le plus dévastateur. Paris, hélas! nous donne en ce moment un exemple trop frappant de ce que peut produire l'ignorance et l'esprit de parti dans les classes malheureuses de la société, et sachons éviter ces dégoûtantes scènes de carnage, si jamais nous avions le malheur de nous trouver dans la même position. Les sages mesures déjà prises par le conseil central de salubrité de notre ville doivent être un sûr garant du zèle avec lequel chacun s'empressera de secourir les malheurs de tout genre qui pourront nous affliger. Nous espérons que le peuple saura comprendre que ces mesures sont toutes à son avantage.

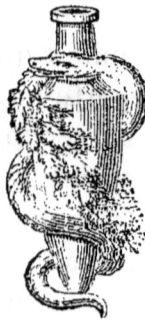

INSTRUCTION

POPULAIRE

SUR

LES PRINCIPAUX MOYENS A EMPLOYER POUR SE GARANTIR

DU CHOLÉRA-MORBUS,

ET SUR

la conduite à tenir lorsque cette maladie se déclare.

————⋅⟨⋅⟩⋅————

LE choléra est une maladie grave. Cependant il est plus effrayant quand on l'attend qu'il n'est dangereux lorsqu'il existe. D'autres maladies épidémiques, telles que la petite vérole, la scarlatine, certaines fièvres nerveuses, ont fait beaucoup plus de ravages, puisque dans les contrées de l'Europe où il a régné et où il a rencontré le plus de circonstances favorables à sa propagation, il n'a guère attaqué qu'un individu sur 75, et que dans quelques villes mêmes, ses atteintes n'ont pas jusqu'alors dépassé la proportion d'un individu sur 200.

Conduite à tenir pour se préserver du choléra.

1° Le peu de danger que l'on court d'être atteint du choléra, doit rassurer les esprits. Il faut donc ne pas s'inquiéter et ne penser autrement à la maladie que pour exécuter les précautions propres à s'en garantir. Moins on a peur et moins on risque; mais comme la tranquillité de l'âme est un grand préservatif, il faut, en même temps, éviter tout ce qui peut exciter des émotions fortes, telles que la colère, la frayeur, les plaisirs trop vifs, etc.

2° Il est d'observation que plus l'air dans lequel on habite est pur et moins on est exposé au choléra.

On ne saurait donc trop faire attention à la salubrité des habitations. Ainsi il faut avoir soin de ne pas habiter et plus encore de ne pas coucher en trop grand nombre dans la même pièce, de l'aérer le matin et encore dans la journée, en ouvrant le plus long-temps et le plus souvent possible, les portes et fenêtres. Il conviendra aussi de placer dans les pièces habitées un large vase contenant de l'eau chlorurée (1). On peut enfin favoriser le renouvellement de l'air en faisant pendant quelques minutes un feu bien clair et flamboyant dans la cheminée.

Il faut faire attention que l'ouverture des portes et fenêtres n'ait lieu qu'après qu'on sera entièrement vêtu, afin de ne pas s'exposer au refroidissement. Il est bon, lorsqu'on le peut, de passer dans une autre pièce pendant cette opération.

Enfin, sous le rapport des chambres à coucher, il faudra se servir de lits sans rideaux, ne jamais laisser séjourner l'urine ou les matières fécales dans les vases de nuit qui devront être nettoyés promptement, et toujours contenir un peu d'eau.

L'air humide des habitations, malsain en tout temps,

_____

(1)　　　　　　　　　*Eau chlorurée.*
　　　　　Prenez : chlorure de chaux sec, une once.
　　　　　　　　　Eau, un litre.
On verse sur le chlorure de chaux une petite quantité d'eau pour l'amener à l'état pâteux; puis on le délaie dans la quantité d'eau indiquée. On tire la liqueur à clair, et on la conserve dans des vases de verre ou de grès bien fermés.

On peut aussi employer avec avantage l'eau chlorurée préparée avec le chlorure d'oxide de sodium, en mettant une once de chlorure dans dix à douze onces d'eau.

devient très-dangereux lorsque le choléra règne. Il faut donc s'abstenir de faire sécher le linge dans la chambre qu'on habite, surtout si on y couche.

Il faut non-seulement songer à aérer les chambres à coucher, mais maintenir encore dans le meilleur état possible de salubrité les maisons et leurs dépendances.

Ainsi il faut avoir grand soin des plombs et des latrines, qu'on nettoiera au moins une fois par jour avec de l'eau chlorurée, ou au moins avec de l'eau. On fera bien de tenir constamment bouchées par un tampon les ouvertures des tuyaux en plomb ou en fonte qui communiquent aux pierres à laver ou aux cuvettes extérieures, et de ne les déboucher qu'au moment de s'en servir.

Chacun devra veiller à ce que les eaux ménagères soient vidées au fur et à mesure de leur production, qu'on ne les laisse pas séjourner entre les pavés des cours ou allées, et qu'elles s'écoulent rapidement par le ruisseau ou la gargouille qui les conduit dans la rue. Il faudrait même favoriser cet écoulement par un lavage à grande eau, si la pente n'était pas assez rapide.

Les vitres devront être nettoyées au moins une fois par semaine; car l'action de la lumière est nécessaire à la santé de l'homme.

Les fumiers, les excrémens, les débris d'animaux et de végétaux réclament beaucoup d'attention. On devra en conséquence empêcher leur accumulation en les faisant enlever le plus souvent possible.

On se débarrassera des animaux domestiques inutiles. On s'abstiendra d'élever des porcs, des lapins, des poules, ou de nourrir des pigeons, etc., dans des lieux resserrés ou dans des cours peu spacieuses et qui n'ont pas d'air.

Les habitans des maisons, particulièrement dans les quartiers populeux, devraient à cet égard se surveiller mutuellement; ils devraient en outre contribuer, chacun pour sa part, à la propreté des rues, surtout lorsqu'elles sont étroites, il y va de l'intérêt de tous.

3° Le refroidissement est placé par ceux qui ont observé le choléra au nombre des causes les plus propres à favoriser le développement de cette maladie. Il est donc nécessaire d'éviter cette cause en se vêtant chaudement, et en se garantissant particulièrement le bas-ventre et les pieds de l'action du froid.

A cet effet il est bon d'entourer le ventre nu d'une ceinture de laine, de porter sur la peau des camisoles de tricot de laine ou de flanelle, de faire usage de chaussons de laine. Ces vêtemens seront changés et lavés quand ils seront humides ou salis. On se lavera souvent les pieds à l'eau chaude; on portera des sabots ou des galoches lorsqu'on sera obligé de séjourner dans le froid et l'humidité; en un mot, on se chaussera avec propreté et de manière que les pieds soient à l'abri du froid et de l'humidité.

Beaucoup de personnes, surtout parmi la classe peu fortunée, ont la très-mauvaise habitude en se couchant, et plus encore en se levant, de poser les pieds nus sur le sol froid et même d'y marcher. On ne saurait trop blâmer cet usage, qui deviendrait particulièrement dangereux pendant que le choléra régnerait.

C'est encore dans la crainte du refroidissement qu'en été même, il faudra s'abstenir de coucher les croisées ouvertes. Il faudra aussi maintenir dans les habitations une chaleur *tempérée*; car les chambres trop chaudes rendent les individus qui les habitent plus impressionables au froid auquel ils peuvent être exposés en sortant.

C'est par la même raison qu'il faudra, autant que possible, rentrer chez soi de bonne heure, ne pas passer une partie de la nuit dans les assemblées, dans les cafés, les estaminets, les cabarets, etc., surtout lorsque les nuits sont froides et humides.

4° S'occuper, mener une vie active, en évitant autant que possible les excès de la fatigue, est un des meilleurs moyens de faire diversion à l'inquiétude. Les occupations qui exigent de la contention d'esprit ne conviennent pas. Il en est de même des travaux qui entraînent une privation inaccoutumée du sommeil pendant la nuit.

5° Il a déjà été parlé de l'utilité des ceintures et des chaussons de laine; mais il faut que ces vêtemens soient tenus proprement. La propreté est toujours très-nécessaire à la santé. Ceux qui ont le moyen de prendre de temps en temps des bains d'une chaleur agréable feront bien d'en faire usage; mais il ne faudra y rester que le temps nécessaire pour se nettoyer le corps; il faudra avoir soin de se bien essuyer avec du linge chaud, et ne pas s'exposer immédiatement à l'air extérieur en sortant du bain. Cette précaution est surtout utile lorsque la saison est froide.

Les frictions sèches conviennent beaucoup. Il est facile de les administrer en se frottant ou se faisant frotter le soir, ou mieux encore le matin et le soir, le tronc, les bras, les cuisses et les jambes, pendant un quart d'heure, avec une brosse douce ou avec une étoffe de laine.

On conçoit du reste que pour ce qui concerne en général la manière de se vêtir, il faudra se régler selon la saison; mais dans aucun cas on ne devra se vêtir trop légèrement.

6° Lorsque le choléra règne, la manière de se nourrir est un point fort important. La sobriété ne saurait être trop recommandée. On connaît un grand nombre d'exemples où le choléra s'est déclaré après des excès de table, et il est prouvé que les ivrognes sont plus particulièrement exposés à cette maladie.

Les viandes bien cuites ou bien rôties et pas trop grasses, ainsi que les poissons frais et d'une digestion facile, les œufs, du pain bien levé et bien cuit, devront former la nourriture principale. Les viandes salées et les poissons salés

ne conviennent pas; on usera le moins possible de charcu-
terie, et l'on s'abstiendra des pâtisseries lourdes et grasses.

Parmi les légumes, il faudra autant que possible s'en
tenir aux moins aqueux, aux plus légers (1). Nous ne pen-
sons pas devoir exclure de ces derniers les pommes de
terre de bonne qualité. Nous approuvons même l'usage
des haricots secs, de lentilles, de pois et de fèves *pris en
purée* (2). Les crudités, telles que les salades, les radis, etc.,
ne conviennent pas.

Dans la saison des fruits, il faut être très-reservé dans
l'usage qu'on en fait, surtout lorsqu'ils ne sont pas parfai-
tement mûrs; car alors ils peuvent devenir très-dangereux.
Les fruits cuits offrent moins d'inconvénient; mais ils ne
devront jamais être mangés en grande quantité; encore
moins devront-ils former le fond du repas.

Il est des alimens généralement sains, mais que par une
disposition particulière de l'estomac certains individus di-
gèrent difficilement. Ces alimens devront, comme de raison,
être évités pour eux. Chacun doit, à cet égard, étudier
son estomac.

Il faut, en temps de choléra, manger moins à la fois qu'à
l'ordinaire, sauf à faire un repas de plus, mais toujours
léger.

Les boissons exigent la plus grande attention. Toute boisson froide prise quand on a chaud est dangereuse. Il ne
faut se désaltérer que lorsqu'on a cessé de transpirer; c'est-
à-dire qu'il ne faut pas boire froid lorsqu'on est en sueur.
Les suites de cet abus sont d'autant plus funestes que la

---

(1) On doit entendre par légumes aqueux ceux qui contiennent beaucoup d'eau de végétation, comme par exemple les concombres, les bet-
teraves, la laitue, etc.

(2) La robe ou pellicule de ces légumes secs ou verts ne contribue en
rien à la nutrition, et elle a l'inconvénient de ne pouvoir être digérée.

boisson est plus froide et qu'on a plus chaud. L'eau devra être claire; l'eau filtrée est préférable à toute autre. Il faut l'aiguiser avec très-peu de vinaigre ou d'eau-de-vie l'orsqu'on veut la boire pure; deux cuillerées à bouche d'eau-de-vie, ou une cuillerée à bouche de vinaigre pour une pinte d'eau, surtout si la saison est chaude, et qu'on soit obligé de se livrer à un travail corporel qui, en excitant la transpiration, provoque la soif et oblige par conséquent de boire souvent. Il faut alors boire peu à la fois. L'eau rougie, c'est-à-dire l'eau a laquelle on aura ajouté un peu de bon vin, convient également. Enfin on peut faire avec succès usage d'une eau légèrement aromatisée avec une infusion stimulante, comme par exemple avec une infusion de menthe poivrée ou de camomille (une pincée de menthe ou six têtes de camomille pour une chopine d'eau bouillante, à laquelle on ajoutera après le refroidissement une chopine d'eau froide) (1).

Rien n'est pernicieux comme l'abus des liqueurs fortes. Il est prouvé par un très-grand nombre d'exemples que le choléra attaque de préférence, comme nous l'avons déjà dit, les ivrognes et ceux même qui, sans faire un abus habituel de boissons fortes, commettent par occasion, par entraînement, un seul excès de ce genre.

L'usage de l'eau-de-vie prise seule et à jeun, usage si répandu dans la classe ouvrière, et si nuisible en tout temps, devient particulièrement funeste lorsque le choléra règne. Les personnes qui ont cette habitude devraient manger quelque chose, au moins un morceau de pain, avant d'avaler le petit verre d'eau-de-vie. Le vin blanc ne sera

---

(1) Cette précaution d'ajouter de l'eau qui n'a pas bouilli est necessaire, parce que l'ébullition, en privant l'eau de l'air qu'elle contenait, la rend moins facile à être digérée.

pas non plus pris à jeun sans la même précaution, et il ne le faudra prendre qu'en petite quantité.

En temps de choléra, l'eau-de-vie amère, c'est-à-dire l'eau-de-vie dans laquelle on aura fait infuser des plantes amères et aromatiques, ou encore l'eau-de-vie d'absinthe, est préférable à l'eau-de-vie ordinaire.

Le vin, pris en quantité modérée, est une boisson convenable pendant le repas et à la fin du repas; mais il doit être de bonne qualité. Il vaut mieux boire moitié moins de vin et le choisir d'une qualité supérieure. Les vins jeunes et aigres sont plus nuisibles qu'utiles. Le vin rouge est préférable au blanc. Ceux qui ont le moyen de le mélanger avec une eau gazeuse, telle que l'eau de Seltz naturelle ou factice, feront très-bien de se servir de cette boisson salubre et agréable.

La bière et le cidre, surtout lorsque ces boissons sont trop jeunes, qu'elles n'ont pas bien fermenté, ou qu'elles sont aigres, disposent aux coliques, à la diarrhée, et deviennent ainsi très-dangereuses. Ce qui vient d'être dit s'applique à plus forte raison au vin doux ou moût.

Conduite à tenir lorsque le choléra se manifeste chez un individu.

Il résulte, d'un très-grand nombre de faits observés jusqu'à présent dans les lieux où le choléra a régné, que les cas de guérison sont en raison de la promptitude des secours, et que plus ces secours sont administrés près du moment de l'invasion, plus les chances de salut sont grandes.

Il faut donc que chacun connaisse les premiers signes qui indiquent qu'un individu va être atteint du choléra. Or ces signes, qui le plus ordinairement se manifestent dans la nuit ou le matin, sont les suivans :

Lassitude subite ou sentiment subit de fatigue dans tous les membres; sentiment de pesanteur dans la tête, comme lorsqu'on s'est exposé à la vapeur du charbon; vertiges, étourdissement; pâleur souvent plombée, bleuâtre, de la face, avec altération *particulière* des traits; le regard a quelque chose d'extraordinaire, et les yeux perdent leur éclat, leur brillant; diminution de l'appétit; soif et désir de la satisfaire par des boissons froides; sentiment d'oppression, d'anxiété dans la poitrine et d'ardeur et de brûlure dans le creux de l'estomac; élancemens passagers sous la fausse côte (c'est-à-dire sous les côtes à partir du creux de l'estomac en comptant de haut en bas); borborygmes (gargouillemens) dans les intestins, accompagnés surtout de coliques auxquelles succède le dévoiement, ou cours de ventre: ce dévoiement semble quelquefois diminuer les douleurs: la peau devient froide et sèche; quelquefois elle se couvre d'une sueur froide. Quelques malades éprouvent des frissons le long de l'épine du dos, et une sensation dans les cheveux comme si on y soufflait de l'air froid.

Ces divers signes de l'invasion de la maladie ne se présentent pas toujours dans l'ordre où ils viennent d'être tracés. Ils ne se montrent pas non plus chez tous les malades.

Quoi qu'il en soit, lorsque plusieurs d'entre eux, notamment l'altération de la face, la lassitude, le sentiment de brûlure dans le creux de l'estomac, les borborygmes, le refroidissement de la surface du corps, se manifestent, il faut appeler tout de suite un médecin.

Moyens à employer avant l'arrivée du médecin.

Il faut exciter fortement la peau et y rappeler la chaleur.

A cet effet on placera le malade nu entre deux couvertures de laine préalablement chauffées ou bassinées, et l'on promènera sur toute la surface du corps à travers la couverture des fers à repasser chauds ou une bassinoire. On arrêtera plus long-temps les fers sur le creux de l'estomac, sous les aisselles, sur le cœur.

On frictionnera fortement et *long-temps* les membres
avec une brosse sèche ou avec un liniment irritant, en se
servant d'un morceau de laine ou de flanelle. Ces frictions
devront, autant que faire se pourra, être pratiquées par
deux personnes, dont chacune frottera en même temps
une moitié du corps en ayant toujours grand soin de découvrir le moins possible le malade.

Le liniment dont la formule suit paraît, si l'on s'en rap-
porte aux observations, avoir été employé avec un succès
tout particulier :

    Prenez : Eau-de-vie, une chopine ;
            Vinaigre fort, une demi-chopine ;
            Farine de moutarde, une demi-once ;
            Camphre, deux gros ;
            Poivre, deux gros.
            Une gousse d'ail pilée.

Mettez le tout dans un flacon bien bouché, et faites infuser pendant trois jours au soleil ou dans un endroit chaud.

Ces frictions devront être continuées long-temps, et le
malade devra rester couché enveloppé dans de la laine.

On pourra aussi appliquer des sinapismes chauds sur le
dos et sur le ventre, ou encore des cataplasmes de farine
de graine de lin bien chauds et arrosés d'essence de téré-
benthine.

On s'est enfin servi avec avantage de petits sacs remplis
de cendres chaudes ou de sable chaud et qu'on applique
sur le corps.

L'expérience a prouvé dans plusieurs lieux où le choléra a régné, qu'on peut obtenir de grands avantages des
bains de vapeurs inaigrées ou vinaigrées et camphrées.

Ainsi, pendant qu'on cherche à réchauffer le malade par
le repassage avec des fers chauds et par des frictions, on
peut préparer un bain de vapeur de la manière suivante :
On fait rougir des cailloux ou des morceaux de briques ou
de fer. On place sous un fauteuil ou sous une chaise de

cannes, un vase en terre qui contient du vinaigre auquel quelques-uns conseillent d'ajouter du camphre (deux gros de camphre dissous dans suffisante quantité d'esprit de vin pour une pinte de vinaigre.) Ces diverses dispositions étant prises, on fait asseoir le malade déshabillé sur le fauteuil et on l'entoure, à l'exception de la tête, ainsi que le fauteuil, de couvertures de laine qui devront descendre jusqu'au bas des pieds, lesquels devront poser sur la laine ou sur tout autre corps chaud. On jette ensuite l'un après l'autre, et à peu de secondes d'intervalle, les cailloux ou les morceaux de briques ou de fer dans le vinaigre, qui, par ce procédé, s'échauffe et est bientôt réduit en vapeur. Ce bain doit durer de 10 à 15 minutes.

Lorsqu'on en sort le malade, il doit rester couché entre des couvertures de laine très-sèches et chaudes, où on le laissera tranquille si une transpiration *modérée* s'est établie. Dans le cas contraire, on continuera les frictions, toujours entre les couvertures, *jusqu'à l'arrivée du médecin.*

Mais il ne suffit pas de réchauffer le corps extérieurement, il faut aussi le réchauffer intérieurement.

A cet effet, on donne de quart d'heure en quart d'heure une petite demi-tasse d'une infusion aromatique très-chaude (une infusion de menthe poivrée ou de mélisse; on la prépare comme du thé), et toutes les demi-heures immédiatement avant la tasse d'infusion 12 à 15 gouttes de *liqueur ammoniacale anisée et camphrée* (1) dans une cueillerée à bouche d'eau gommée (avec un peu d'eau sirop de gomme). On a aussi obtenu d'heureux effets dans certains lieux de l'*alcali volatil* fluor donné à la dose de 15 à 20 gouttes

_____

(1) Les pharmaciens prépareront cette liqueur de la manière suivante :
    Alcool, 12 onces.
    Ammoniaque liquide à 18 degrés, 3 onces.
    Huile essentielle, une demi-once.
    Camphre, un gros et demi.
Mettez et conservez dans un flacon bouché à l'émeri.

toutes les demi-heures ou toutes les heures dans une tasse d'une forte décoction chaude de gruau d'avoine ou d'orge mondé, ou, à leur défaut, d'eau chaude. Ce dernier médicament ne devra néanmoins être administré au plus que deux fois avant l'arrivée du médecin. A défaut de ces moyens, on peut donner avec avantage l'eau pure bue le plus chaude possible et prise en petite quantité à la fois.

Quoique ces divers moyens doivent être mis en usage le plus tôt possible, il faudra cependant les administrer avec ordre et sans trop de précipitation.

Il sera utile, toutes les fois qu'on le pourra, de placer le malade dans une pièce séparée de celles qu'habitent les autres membres de sa famille.

On fera bien aussi de jeter les hardes du malade dans une eau de savon très-chaude.

La convalescence exige les précautions que le médecin devra indiquer. Toutefois on ne saurait trop recommander aux convalescens l'observation *rigoureuse des règles* de préservation qui ont été exposées plus haut; car les personnes qui ont été atteintes du choléra, sont quelquefois exposées à des rechutes.

Nous croyons devoir terminer cette instruction en priant très-instamment le public de n'ajouter aucune foi aux prétendus préservatifs et curatifs dont les charlatans cupides font vanter les propriétés dans les journaux, ou qu'ils annoncent par des affiches placardées sur les murs de la capitale. Si l'autorité était assez heureuse pour connaître un semblable moyen, elle ne manquerait pas de le publier et de le recommander.

Signé JUGE, PARISET, ESQUIROL, CHEVALLIER, LEROUX, LEGRAND, Baron DESGENETTES, MARC, *rapporteur.*

Lu et approuvé en séance, le 15 novembre 1831.

Le président, signé le duc DE CHOISEUL.

PETIT, *secrétaire.*

AU PUY, DE L'IMP. DE P. PASQUET, IMP. DE LA PRÉFECTURE.